AF468356

DE LA DÉCOUVERTE

DU

CAOUTCHOUC VULCANISÉ

PARIS. — IMP. SIMON RAÇON ET COMP., RUE D'ERFURTH, 1.

DE LA DÉCOUVERTE

DU

CAOUTCHOUC VULCANISÉ

ET DE LA PRIORITÉ

DE

SON APPLICATION A LA CHIRURGIE CIVILE ET MILITAIRE

ET AUX OPÉRATIONS DENTAIRES

PAR

THOMAS W. EVANS

DOCTEUR EN MÉDECINE

Chirurgien-Dentiste de LL. MM. l'Empereur des Français et l'Empereur de Russie
Officier de la Légion d'honneur
Lauréat de l'Institut de Franklin : Médaille pour Science et Habileté
Membre de la Société odontologique de la Grande-Bretagne et de l'Association des Dentistes de Vienne
Membre de la Société Américaine des Chirurgiens-Dentistes
de l'Association des Dentistes de Philadelphie, de Massachusets, etc., etc
Auteur de l'ouvrage *la Commission sanitaire des États-Unis*
Membre de la Société Historique de Philadelphie,
Membre de l'Ordre de Wladimir de Russie
Commandeur des Ordres de Sainte-Anne et de Saint-Stanislas de Russie
des Ordres de l'Osmanié et du Medjidié de Turquie
de l'Ordre de Frédéric de Wurtemberg et de l'Ordre de Zaehringen de Bade
Officier des Ordres de la Couronne et de l'Aigle Rouge de Prusse
des Ordres de la Couronne de chêne de Hollande et de Saint-Michel de Bavière
Membre des Ordres des Saints-Maurice-et-Lazare d'Italie
du Saint-Sauveur de Grèce, de Pierre d'Oldenbourg
de la Guadeloupe, du Mexique
Commissaire des États-Unis à l'Exposition Universelle, chargé de la partie Sanitaire
etc., etc., etc.

PARIS
IMPRIMERIE SIMON RAÇON ET COMPAGNIE
RUE D'ERFURTH, 1

1867

DE LA DÉCOUVERTE

DU

CAOUTCHOUC VULCANISÉ

La découverte du caoutchouc durci, quoique relativement récente, a cependant rendu plus faciles des opérations chirurgicales qui, avant cette découverte, offraient de notables difficultés.

Ces opérations auxquelles je fais allusion sont nombreuses; mais je ne mentionnerai ici que quelques cas où l'emploi du caoutchouc durci a donné des résultats qu'on n'aurait pas pu obtenir, je crois, par l'emploi d'une autre substance. Ce sont surtout des cas où l'os ayant été fracturé, il s'agit de le remplacer par une substance qui ait la consistance de l'os, afin de donner un appui suffisant aux parties molles.

Immédiatement après la guerre de Crimée, j'eus l'occasion de soigner plusieurs officiers français et russes, blessés à Sébastopol. La partie gauche de la mâchoire inférieure d'un de ces blessés français, avait été entièrement fracturée, et une grande partie de l'os était perdue. Je remplaçai l'os maxillaire par un appareil en caoutchouc, et grâce à la propriété de cette substance de s'adapter à toutes les formes, je réussis à restaurer entièrement la partie endommagée et à rendre à la mâchoire sa forme primitive.

Un cas semblable, mais plus grave, s'offrit pendant la guerre d'Italie, après la bataille de Solférino. Pendant que je visitais les hôpitaux sur le théâtre des événements, mon attention fut appelée par le ministre de la guerre sur un officier dont l'os maxillaire de la mâchoire supérieure avait été complétement enlevé par une balle. Son état, d'abord alarmant, s'améliora ; mais la nature de la blessure empêchait le patient de parler. Après la cicatrisation de la plaie, j'appliquai un appareil en caoutchouc qui, se substituant à l'os maxillaire qui manquait, donna à la face sa forme naturelle, offrit un appui aux parties molles, et rendit au blessé la faculté de parler.

Bien d'autres cas analogues s'étant présentés, j'ai pu, bien souvent, employer avec succès le caoutchouc durci, à la suite de blessures reçues pendant les combats.

Récemment encore, j'ai eu l'occasion de faire

une opération analogue à celle que je viens de citer.

Pendant la dernière insurrection polonaise, un général russe bien connu avait eu la mâchoire presque entièrement brisée par un coup de sabre. Cette fois encore, je parvins à remplacer l'os maxillaire par un appareil en caoutchouc, à donner à la face sa forme primitive, en même temps que je rendais au général l'usage de la parole.

Une application non moins heureuse du caoutchouc durci a été faite également aux États-Unis. On se rappelle que, lors de l'assasinat du président Lincoln, M. Seward, le ministre des affaires étrangères des États-Unis, fut également victime d'une odieuse tentative. Il eut la machoire brisée par la l'arme de l'assassin. Or, après de nombreux essais restés sans résultat satisfaisant, on réussit enfin à restaurer la mâchoire par l'application d'un appareil en caoutchouc.

Il serait difficile, je crois, d'imaginer dans l'état actuel de la science, une substance qui se prêtât mieux que le caoutchouc durci à la construction d'appareils de chirurgie dans certains cas particuliers, et que je vais indiquer sommairement.

Voici, par exemple, un bras dont l'os a été lésé. Il s'agit d'appliquer à ce bras un appareil qui permette au patient de le mouvoir doucement et dans la mesure jugée convenable par le chirurgien. Dans un cas semblable, il fallait, avant la découverte du caoutchouc vulcanisé, un appareil compliqué. Aujourd'hui on peut souvent se borner à appliquer sur le bras une bande de caoutchouc, qui comprimera le membre plus ou moins fortement, selon la liberté de mouvement qu'on juge à propos de lui laisser.

Ce que je viens de dire au sujet d'une fracture au bras, convient à toute fracture des jointures où l'on peut appliquer des bandes compressives. Il y a d'autres cas où il serait à peu près impossible d'obtenir un résultat satisfaisant sans l'emploi d'appareils en caoutchouc. Comme exemple, je me bornerai à citer le cas d'une fracture de l'os de la mâchoire inférieure. Tout chirurgien appelé à traiter un cas pareil, sait combien il est difficile, par les procédés ordinaires, de tenir en place les parties lésées ; mais grâce au caoutchouc durci, on peut aisément construire un appareil qui comprime et maintienne la mâchoire doucement et sans violence.

Car un des avantages essentiels de cette substance, avantage qu'on ne saurait trop apprécier au point de vue chirurgical, c'est qu'on peut, selon le degré de chaleur auquel on l'expose, lui donner de la dureté ou de l'élasticité. Il convient de remarquer aussi qu'on a là une substance inoxydable et incorruptible, de sorte qu'elle reste inaltérable au contact de la chair, et qu'elle ne l'envenime pas comme font la plupart des appareils métalliques auxquels on avait recours anciennement. Aussi ne saurait-on trop applaudir à l'heureuse application qu'en font la plupart des chirurgiens, surtout en Amérique, où cette substance est constamment employée pour la construction des membres artificiels.

Dans ces derniers cas, le caoutchouc durci se recommande, en chirurgie, par une nouvelle propriété qui vient s'ajouter aux autres qu'elle possède. C'est celle de s'assimiler facilement à plusieurs matières colorantes, de telle sorte que l'on peut lui donner la couleur de la chair ; et lorsque, colorée de cette façon, on en fait un membre artificiel ou qu'on la substitue à quelque partie molle endommagée ou défectueuse, elle donne des résultats excellents.

Mais une qualité qui la recommande surtout à l'attention du chirurgien dans quelques opérations spéciales et difficiles, c'est la possibilité qu'elle présente de prendre, par un moulage convenable, la forme exacte des os ou des parties que l'on se propose de remplacer.

Après avoir mis en relief, dans les pages qui précèdent quelques-unes des nombreuses applications du caoutchouc durci dans la chirurgie civile et militaire, je vais, dans les pages qui suivent, exposer les faits qui se rapportent à la découverte de cette substance et à son emploi dans les opérations dentaires.

*

En 1864, je fis un voyage aux États-Unis, mon pays natal. A cette époque, la guerre civile désolait ma patrie. Là, sur le théâtre même des graves événements qui se déroulaient devant moi, j'étudiais avec soin l'organisation hospitalière de l'armée, et surtout l'organisation de la Commission sanitaire dont je me proposais d'écrire l'histoire afin d'appeler l'attention du public européen sur cette œuvre admirable, si féconde en grands et utiles enseignements.

Entièrement voué à ces études, entreprises dans un but humanitaire, je n'accordai pas tout d'abord l'importance qu'elle méritait à une communication que me fit le docteur J.-D. White (de Philadelphie). L'objet de cette communication m'était en quelque sorte tout personnel, car il s'agissait de l'application du caoutchouc durci ou vulcanisé à la prothèse dentaire : c'était là une application que j'avais faite une quinzaine d'années auparavant. Grande fut ma surprise en apprenant que cette invention, qui était mienne, MM. Cummings et Goodyear se l'étaient attribuée et avaient pris un brevet qu'ils se proposaient d'exploiter au grand préjudice de mes confrères d'Amérique et de la profession en général. Ma surprise était grande, par la raison très-simple qu'avant 1854, j'avais fait plusieurs pièces pour M. Goodyear, adaptées à sa propre bouche, et dont l'une est restée en ma possession.

De retour à Paris, et rendu à mes occupations professionnelles, je considérai comme un devoir de protester publiquement contre les prétentions de ces Messieurs, et d'exposer les faits d'une manière claire et précise, afin de montrer à mes confrères combien étaient mal fondées ces prétentions. Dans ce but, j'adressai la lettre qu'on va lire à l'Association des dentistes de Massachusetts, association qui avait résolu d'attaquer en nullité le brevet de M. Cummings.

Je me croyais, et je me crois encore d'autant plus en droit de protester contre les prétentions de M. Cummings, qu'à mes yeux il s'agit, avant tout, d'assurer à tous indistinctement le libre usage d'une substance éminemment utile. Jadis il fallait être presque riche pour se procurer une bonne pièce artificielle à base métallique; mais aujourd'hui, grâce à l'invention du caoutchouc durci, la chirurgie dentaire peut répandre ses bienfaits sur toutes les classes de la société. Aussi, depuis le jour où, pour la première fois, j'eus l'idée d'appliquer aux opérations dentaires le caoutchouc durci, je n'ai point cessé de perfectionner mon invention, afin de lui faire rendre chaque jour de plus grands services à l'humanité souffrante.

Paris, 28 novembre 1864.
15, rue de la Paix.

AUX MEMBRES DE L'ASSOCIATION DES DENTISTES DE MASSACHUSETTS.

Messieurs,

Pendant le court séjour que je viens de faire aux États-Unis, le docteur J.-D. White (de Philadelphie) me communiqua la copie d'une lettre que vous aviez adressée à l'Association Pennsylvanienne des chirurgiens-dentistes, et relative à certain brevet de M. John A. Cummings (de Boston), par lequel celui-ci s'attribuait le droit exclusif d'employer le caoutchouc dans la confection de palais artificiels et de pièces servant de montures aux dents artificielles. Le peu de temps dont je pouvais disposer en Amérique ne me permit pas alors de donner à votre communication toute l'attention que méritait l'importance du sujet. En ma qualité de membre de l'Association Pennsylvanienne, je considère comme un devoir impérieux de vous faire part de certains faits qui sont à ma connaissance personnelle, et qui, je l'espère, jetteront une vive lumière sur la valeur réelle des droits qu'on réclame en ce moment. Désirant sincèrement que simple justice soit rendue à tous les intéressés, et voulant contribuer pour ma part au succès de votre digne entreprise, j'aime à penser que vous voudrez me pardonner de vous entretenir présentement de choses qui me sont quelque peu personnelles, et que, dans toute autre circonstance, j'aurais hésité à mentionner.

J'avais pensé, avec tous les dentistes américains, que les pièces artificielles offrant les meilleures conditions d'usage et de durée étaient confectionnées au moyen de plaques métalliques et de substances minérales, telles que la porcelaine. Dès mon arrivée en Europe, je constatai avec surprise qu'en Angleterre et sur le continent, la plupart des praticiens se servaient dans la prothèse dentaire de pièces d'os, d'ivoire ou de dents d'hippopotame. L'expérience universellement reconnue, la réputation des dentistes éminents qui avaient adopté cet usage, devaient naturellement suggérer l'idée que pour avoir trouvé une pareille faveur, ce système devait posséder de notables avantages. Plus tard, des observations personnelles me donnèrent l'entière conviction que, parmi les principales qualités de l'os, il faut ranger en première ligne une élasticité de fibre très-analogue à celle du tissu osseux dans la charpente humaine, ainsi qu'une moindre gravité spécifique rendant le contact des pièces en os plus doux aux gencives qu'une combinaison de métal et d'émail. Ces faits étant placés en dehors de toute espèce de doute, je fus obligé de constater en même temps des défauts qui semblent contre-balancer et au delà les avantages du système. Le dentier en os, attaqué par les sécrétions salivaires, change promptement de couleur ; la substance se décompose, est affectée de propriétés nuisibles, et doit être fréquemment remplacée.

Une étude comparative des avantages et des inconvénients des deux méthodes de prothèse artificielle me détermina à instituer, dans l'intérêt de l'humanité, une série d'expériences tendant à la découverte de quelque matière qui, réunissant l'avantage des deux systèmes, offrît une résistance permanente à l'action des fluides de la bouche, tout en étant douée de la légèreté et de l'élasticité de l'os à l'état de nature. Une des substances sur lesquelles je portai bientôt mon examen fut le caoutchouc; je cherchai donc avec persistance les moyens d'en modifier la couleur et l'élasticité. Ignorant, comme je l'ignore encore aujourd'hui, si jamais des recherches semblables aux miennes ont été faites pour la solution de ce double problème, je consacrai à ces études la première partie de l'année 1848, utilisant ainsi les loisirs que me faisaient les événements de l'époque[1]. Ayant acquis antérieurement la preuve que le soufre n'est que fort peu modifié ou décomposé dans la bouche, la connaissance positive de ce fait me conduisit bientôt par une induction bien naturelle à l'idée de combiner le caoutchouc au soufre. Après divers tâtonnements, je songeai à l'application de la chaleur sèche et réussis à obtenir une substance dure, noire, et douée des propriétés élastiques de la corne. Un des premiers échantillons fut dès lors soigneusement déposé par l'inventeur dans son secrétaire avec l'inscription : « Je cherche de l'ivoire, je trouve de l'ébène. » Plus tard, en employant la chaleur humide, puis la vapeur, j'obtins des résultats encore plus satisfaisants. En résumé, les échantillons de la composition à laquelle je m'arrêtai, étaient en tous points identiques au caoutchouc vulcanisé dont on se sert aujourd'hui; la couleur seule était différente, et ce défaut, je cherchai dès lors à le corriger par l'emploi de diverses substances colorantes.

A dater de 1848, j'ai continué mes expériences afin

[1] La révolution de février 1848.

d'utiliser le caoutchouc dans la chirurgie dentaire. Mis en garde cependant par des expériences antérieures faites sur une autre substance qui, à l'origine, avait semblé promettre d'excellents résultats non confirmés par l'expérience, je n'employai le caoutchouc durci qu'avec une extrême réserve, voulant être entièrement convaincu de sa durabilité et de ses avantages pratiques[1]. Aujourd'hui nous avons tous généralement reconnu les qualités du caoutchouc durci ; mais j'ai été toujours d'avis qu'il faut user d'une grande précaution pour déterminer les cas dans lesquels il est le plus avantageusement employé. D'après moi, ces cas sont principalement les suivants : quand les molaires doivent être très-hautes dans un dentier pour l'une et l'autre mâchoire ; puis, surtout quand l'absorption alvéolaire a été très-considérable dans la mâchoire inférieure ; et enfin, quand, par suite de cette absorption, il est devenu nécessaire de remodeler et de restaurer la conformation primitive de la bouche et de la face. L'usage du caoutchouc est également précieux lorsque, par suite de blessures et d'opérations chirurgicales, un fragment d'os a été emporté ou enlevé et qu'il faut remédier à ce défaut par des moyens artificiels[2].

[1] Cette substance à laquelle je fais allusion était une pâte. Blanche, malléable, d'un emploi facile, elle semblait réunir toutes les qualités requises pour en faire une excellente substance d'obturation. Je publiai cette découverte dans le *Lancet* de Londres, et de nombreux confrères vinrent témoigner en sa faveur. Mais une expérience prolongée m'ayant démontré que cette substance offrait le grave inconvénient de se modifier dans la bouche, je n'hésitai pas à publier un autre article dans le *Lancet* pour en déconseiller l'usage ; ce fait explique la réserve que je m'étais imposée à l'égard du caoutchouc durci, soucieux que j'étais de n'en faire un emploi général qu'après une longue et sérieuse expérience.

[2] Ainsi que je l'ai exposé plus haut, j'ai pu expérimenter ce système dans maintes opérations que j'ai faites après la campagne de Crimée et d'Italie, et notamment après la bataille de Solférino.

En 1851, j'appris que M. Charles Goodyear aîné avait pris un brevet aux États-Unis pour la découverte d'une substance nouvelle dont la description me sembla convenir parfaitement au caoutchouc durci que j'avais moi-même inventé. Vers la fin de cette même année ou au commencement de 1852, M. Charles Morey demanda en France un brevet pour le caoutchouc durci. M. Goodyear n'ayant pas eu la précaution de s'assurer sur le sol français la propriété de son invention, la requête de M. Morey fut favorablement accueillie. D'ailleurs, cet industriel, qui avait déjà reçu pleine communication par moi des expériences entreprises et des succès obtenus, eut la franchise de reconnaître qu'il croyait ma découverte antérieure à la date du brevet pris aux États-Unis par M. Goodyear[1].

M. Goodyear venant lui-même à Paris, après la clôture de la grande Exposition de Londres de 1851, conclut un arrangement avec M. Morey.

Dès le lendemain de l'arrivée de M. Goodyear, j'allai le visiter à l'hôtel de Douvres, rue de la Paix, et j'eus avec lui une conversation libre et sans réserve au sujet du caoutchouc et de l'emploi que j'entendais lui donner dans la prothèse dentaire ; je lui donnai même un récit détaillé de mes expériences préalables. Je me rappelle distinctement et parfaitement la remarque suivante faite par M. Goodyear : « Voilà donc une application nouvelle à laquelle je n'avais jamais pensé ! »

M. Goodyear me pria de lui faire un dentier ayant pour base le caoutchouc durci. En conséquence, je confectionnai pour la propre bouche de M. Goodyear, non pas un

[1] Voir la déclaration de madame Morey, à la fin de la brochure.

dentier, mais plusieurs. Une de ces pièces artificielles est encore aujourd'hui en ma possession, et quant à la substance mise en usage, elle égale en bonne condition toutes celles que j'ai pu voir depuis.

Après avoir écouté le récit de ces expériences, M. Goodyear exprima le désir que je ne fisse aucune démarche afin de lui contester le brevet pour le caoutchouc durci, et, à cette considération, il m'offrit spontanément le droit exclusif du brevet sur tout le continent européen, M. Goodyear se réservant l'exploitation en Angleterre et aux États-Unis. A cette proposition, je répondis immédiatement par un refus catégorique motivé sur la conviction qu'aucun brevet ne doit être pris dans la sphère de la science professionnelle. En outre, je déclarai catégoriquement que je réclamerais en tout temps ce que je savais être mon droit, que je continuerais l'emploi du caoutchouc et le conseillerais comme base des dentiers artificiels sans me préoccuper le moins du monde d'aucune espèce de brevet. C'est ce que j'ai toujours fait depuis.

Plus tard, le fils de M. Goodyear, M. Charles Goodyear, se rendit à Paris et me visita plusieurs fois. Je passai beaucoup de temps à le renseigner sur les différents procédés mis en usage pour la fabrication des moules, la manipulation et le moulage de la matière, et l'ajustement des dents sur leur base, etc.

En mai 1855, ce même M. Charles Goodyear se fit délivrer un brevet pour l'application du caoutchouc à des dentiers artificiels. J'appris ce fait avec la plus grande surprise, car j'avais exprimé à M. Goodyear jeune toute la répugnance que j'éprouvais à ce que cet emploi particulier du caoutchouc fût jamais breveté. Mon opinion était, et elle est encore, que ce brevet, ne s'appliquant pas à une invention originale, n'est pas valable, et que les praticiens dentistes ont un droit incontestable à faire, sans aucune restriction, usage du caoutchouc dans toutes leurs opérations de prothèse dentaire.

Depuis quelques années, de nombreuses améliorations ont été apportées dans la fabrication et dans l'emploi du caoutchouc durci. Les dentistes ont été unanimes pour désirer que ces perfectionnements rentrassent dans le droit commun. Tout récemment encore, plusieurs des plus éminents dentistes de France et d'Angleterre ont exprimé leurs vues à ce sujet dans la déclaration ci-jointe, que nous pourrions faire suivre d'une liste indéfinie de noms :

« Nous soussignés, médecins-dentistes, résidant à Paris et à Londres, sommes d'avis que l'introduction du vulcanite ou caoutchouc durci dans les opérations de chirurgie dentaire ouvre une ère nouvelle dans l'art dentaire. L'emploi de cette substance étant de la plus grande utilité pour les membres de notre profession et un véritable bienfait pour l'humanité, nous croyons qu'il doit être libre pour tous les praticiens sans aucune restriction par brevet au bénéfice exclusif de quelques individus. »

En exposant les faits qui précèdent, j'ai été guidé par le désir sincère de servir la cause de la vérité et de contribuer, autant qu'il est en mon pouvoir, à donner aux hommes de science le libre usage du caoutchouc durci ; et c'est dans cet espoir que je soumets ce récit fidèle au verdict impartial de l'opinion publique.

Recevez, Messieurs, l'expression de mes sentiments respectueux.

THOMAS W. EVANS, médecin-dentiste.
Paris, 15, rue de la Paix.

Les lettres par lesquelles les membres de l'Association de Massachusetts accusèrent réception de cette notice, ne me laissèrent aucun doute sur l'importance que les dentistes américains attachaient à la question qui en faisait l'objet. Les faits que j'énonçais leur parurent péremptoires. Voici, du reste, ces lettres; le lecteur pourra juger en connaissance de cause.

Boston, 14 janvier 1866.

A M. THOMAS W. EVANS, docteur en médecine.
Paris, 15, rue de la Paix.

J'ai reçu votre lettre du 14 novembre, ainsi que la notice que vous adressez à l'Association des dentistes de Massachusetts.

J'ai fait lecture de votre lettre à notre Société lors de sa dernière réunion mensuelle, et votre notice lui sera communiquée à la prochaine réunion.

Mais l'honorable M. Joël Giles, conseil judiciaire de la Société, en a déjà pris connaissance, étant chargé de la défense dans l'affaire intentée contre John A. Cummings.

Il a déclaré que cette notice lui semblait être d'une

grande importance, et qu'il était d'avis qu'il fallait la communiquer au comité chargé par le Congrès d'examiner la demande de renouvellement du brevet de Goodyear.

Le but que je me propose aujourd'hui est de vous remercier au nom de l'Association des dentistes de Massachusetts et en mon propre nom d'avoir eu la grande complaisance de nous faire une si importante communication. A nos yeux, elle décide la question de priorité de l'invention du caoutchouc durci et de son application à la prothèse dentaire.

Après notre prochaine réunion mensuelle, vous recevrez, je n'en doute pas, une communication officielle de l'Association des dentistes de Massachusetts.

En attendant, je me dis, cher monsieur, votre bien dévoué.

E. C. ROLFE,
Docteur-médecin,
Secrétaire correspondant de l'Association des dentistes de Massachusetts.

Boston, 10 mai 1865.

A M. THOM. W. EVANS, docteur en médecine.

CHER MONSIEUR,

J'ai l'honneur de vous transmettre la communication suivante.

Dr ROLFE.

CHER MONSIEUR,

Dans la réunion de l'Association des dentistes de Massachusetts du 20 février 1865, il a été décidé que les remercîments de cette Société seraient présentés au docteur Thom. W. Evans (de Paris), en France, pour sa très-intéressante communication, et que l'avis de ce vote lui serait transmis et certifié par les officiers de l'Association.

Il a été également décidé à l'unanimité des voix que le docteur Thom. W. Evans serait élu membre honoraire de l'Association.

THOM. H. CHANDLER, secrétaire.

Dans la réunion du 6 mars, on a décidé que l'Association adresserait des remercîments au docteur Evans pour l'envoi de son livre sur *la Commission sanitaire.*

THOM. H. CHANDLER.

Copie certifiée conforme.

R. C. ROLFE,
Docteur en médecine,
Secrétaire correspondant de l'Association des dentistes de Massachusetts.

A peu près à la même époque où j'adressais ma lettre à l'Association de Massachusetts, je recevais de M. Shaw, dentiste à Manchester, une lettre qui me fit sentir combien j'avais eu raison d'avoir pris l'initiative de cette démarche. N'ayant pas encore reçu ma communication, et ne sachant pas encore au juste à qui il fallait attribuer l'application du caoutchouc à la chirurgie dentaire, quelques confrères d'Amérique s'étaient adressés à M. Shaw pour s'éclairer auprès de lui sur ce point, et M. Shaw m'écrivit à son tour la lettre qui suit :

Manchester, 16 décembre 1864

AU DOCTEUR THOMAS W. EVANS
A Paris, 15, rue de la Paix.

MONSIEUR,

Un dentiste américain, le docteur Cutler (de Boston), m'écrivit, il y a peu de temps, pour me demander si je pouvais lui fournir quelques renseignements sur l'emploi du caoutchouc vulcanisé dans la profession dentaire, avant l'introduction de cette substance en Angleterre, par Putnam, en 1857. Comme il dit avoir appris qu'il y avait quelqu'un qui prétendait avoir un brevet pour l'usage du caoutchouc vulcanisé dans la monture des dents, je me suis adressé à MM. C. Ash et fils (de Londres) pour me renseigner auprès d'eux. Ils dirent qu'ils savaient que vous aviez préparé une pièce en caoutchouc durci, dès 1852. Cela suffirait, je crois, pour fournir à mon correspondant un motif valable de s'opposer au prétendu brevet.

Mon correspondant m'est étranger, et je m'intéresse à cette affaire, surtout en considération de l'Association des dentistes de Massachusetts, laquelle se compose d'hommes les plus distingués, et qui est en réalité le défendant dans ce procès.

Maintenant serait-ce trop réclamer de votre complaisance que de vous prier de me dire si vous, ou quelque autre, avez préparé une pièce en caoutchouc vulcanisé avant 1855 ou 1856, en précisant l'année, et de me donner tout autre renseignement qui soit à votre connaissance personnelle relativement à cette découverte?

En le faisant vous m'obligeriez personnellement et vous rendriez grand service surtout à nos frères les dentistes américains, qui sont constamment gênés et exploités par des brevets dans une mesure dont les dentistes d'Europe n'ont aucune idée.

Votre bien dévoué.

Signé : J. Pashud-Shaw.

A cette lettre je répondis aussitôt en confirmant les faits consignés dans la notice que j'avais envoyée à l'Association des dentistes de Massachusetts.

L'application du caoutchouc durci à la chirurgie dentaire a été si généralement appréciée, elle a rendu de si éminents services à toutes les classes de la société, que je puis admettre sans aucune présomption de ma part, que tous ceux qui auront lu les pages qui précèdent se seront intéressés à la question de priorité que nous tenons à établir. Qu'il me soit donc permis de résumer les faits et d'exposer en quelques lignes où en était cette question jusque dans ces derniers temps.

Dès l'année 1848, j'étais arrivé par mes propres recherches à transformer le caoutchouc en une substance identique à ce que l'on a depuis appelé caoutchouc vulcanisé ou durci. Ces recherches avaient été entreprises uniquement en vue d'employer cette substance dans mes opérations de chirurgie dentaires; et, avant 1854, je posais, ainsi que je l'ai dit, dans la bouche de M. Charles Goodyear père, une pièce faite en caoutchouc durci. Peu de temps après, et avant qu'aucun brevet eût été pris, j'expliquai à M. Goodyear fils comment je préparais les moules et comment je montais les dents sur le caoutchouc. M. Goodyear m'exprima franchement et sans détour l'étonnement, je dirai même l'admiration que lui causait mon invention. Or, une douzaine d'années plus tard, j'apprenais, avec un sentiment de surprise, que M. Cummings prétendait avoir découvert le premier ce que j'avais appris à M. Goodyear, ce que j'avais inventé, appliqué et spontanément livré au domaine public, heureux que j'étais d'être l'auteur d'une invention qui avait été accueillie avec empressement par ceux-là mêmes qui en ignoraient l'origine, d'une invention qui, je le dis avec conviction, a produit une notable révolution dans le domaine de la science dentaire.

Adversaire de tout privilége, de tout brevet dans les choses de l'art et de la science, j'avais décliné les propositions qui me furent faites d'exploiter mon invention. J'avais décliné notamment les propositions de M. Goodyear.

Dès lors, je pouvais consentir à laisser, en tout pays, mes confrères profiter de mon invention, librement et sans restriction aucune; je pouvais même, dans l'intérêt de l'humanité, souhaiter qu'il en fût ainsi; mais, ce que je ne pouvais tolérer sans protester, c'était que, dix ans après avoir livré mon invention à tous, un homme vînt, non-seulement s'attribuer le mérite de ce qu'il n'avait ni trouvé le premier, ni appliqué, mais encore qu'il osât faire ce que le véritable inventeur avait considéré comme préjudiciable à la dignité de la profession et aux intérêts de l'humanité, c'est-à-dire prélever une taxe du praticien qui voudrait faire bénéficier les hommes d'une invention destinée à soulager leurs souffrances.

Pour protester et pour placer les faits dans leur vrai jour, j'adressai à la Société des dentistes de Boston la lettre qu'on a lue, et que je publiai en même temps à Paris en français.

Je devais penser qu'en présence d'une pareille déclaration, la question en litige était jugée aux yeux de tous, et que les étranges prétentions de MM. Cummings et Goodyear se trouvaient réduites à néant.

Mes confrères des États-Unis, et tous les hommes de loi qu'ils avaient consultés, partageaient cette opinion.

Mais nous nous étions tous fait illusion, et, en 1864,

M. Cummings obtenait son brevet, nonobstant les protestations d'un grand nombre de personnes compétentes. Mais l'opinion publique s'en émut; une société s'organisa dans le but de porter la question devant la Cour suprême, et l'on ouvrit, à Philadelphie, une souscription publique dont le produit devra être affecté aux frais du procès.

Ce fut à cette époque que me fut adressée, par la Société des dentistes de Maryland, la lettre suivante :

Baltimore, 5 décembre 1866.

Au docteur THOMAS W. EVANS.

CHER MONSIEUR,

Nous vous prions de vouloir bien nous renseigner sur les points suivants :

1° A quelle époque avez-vous fait la première pièce en caoutchouc vulcanisé? (Précisez la date si c'est possible.)

2° Avez-vous fait un dentier en caoutchouc vulcanisé pour M. Goodyear? Dans le cas où il en serait ainsi, indiquer la date.

Veuillez certifier la réponse que vous ferez à ces questions et lui donner la forme légale qui doit la rendre valable devant les cours de notre pays.

Chez nous, on reconnaît généralement que vous êtes le véritable inventeur de l'adaptation des dents au caoutchouc vulcanisé ; mais un individu du nom de Cummings (étranger à la profession) prétend en être l'inventeur depuis 1854. Toutefois, son brevet n'est daté que de 1864, et, grâce à ce brevet, il veut imposer à la profession un tarif de un dollar pour chaque monture de six dents, et de un dollar et demi pour chaque dentier qui dépasserait ce chiffre. On considère cette mesure comme une fraude manifeste et envers la profession et envers la société. Aussi a-t-on pris de toute part la ferme résolution de résister à ces prétentions. Déjà on a intenté des procès dans notre ville et ailleurs, et nous voudrions obtenir de vous des renseignements qui nous permissent de résister avec succès à cette prétention de privilége exclusif. Nous avons appris que vous aviez préparé une pièce pour Goodyear, et je crois que le fait a été publié dans un de nos journaux, probablement dans l'*American Journal for Science.* Nous vous serions vivement reconnaissants si vous vouliez jeter quelque lumière sur cette question.

Très-sincèrement à vous.

Signé : S. H. WILLIAMS,
Secrétaire-correspondant
de la Société des dentistes de Baltimore,
docteur en médecine.

C'est pour répondre au vœu que cette lettre exprime, c'est pour mettre aussi en pleine lumière et hors de toute espèce de doute mon droit de priorité dans l'application du caoutchouc durci à la chirurgie dentaire, que j'ai publié les pièces qu'on vient de lire et que j'y ajoute en terminant la déclaration légale qui suit, ainsi que l'attestation de madame Morey, l'épouse de M. Morey dont j'ai fait mention dans ma lettre à l'Association des dentistes de Massachusetts. Au besoin je pourrais ajouter plusieurs documents et attestations analogues, mais je les crois superflus.

CONSULAT DES ÉTATS-UNIS

Paris, Empire de France.

Le vingt-trois janvier mil huit cent soixante-sept, devant moi, John G. Nicolay, consul des États-Unis d'Amérique à Paris, Empire de France, s'est présenté personnellement le docteur Thomas W. Evans, lequel, après avoir prêté serment, a déposé et déclaré ce qui suit :

Moi, Thomas W. Evans, dentiste des États-Unis d'Amérique, demeurant à Paris, chirurgien-dentiste de l'Empereur des Français, officier de la Légion d'honneur, etc., etc., déclare :

1° Que, dès l'année mil huit cent quarante-huit (1848), j'ai composé la substance appelée aujourd'hui caoutchouc durci ou vulcanisé ;

2° Qu'avant l'année mil huit cent cinquante-quatre (1854), je fis des pièces artificielles en caoutchouc vulcanisé pour la bouche de M. Goodyear père ;

3° Que j'ai encore en ma possession une des pièces destinées à la bouche de M. Goodyear père ;

4° Que la substance dont cette pièce est faite est identique à celle appelée aujourd'hui caoutchouc durci ou vulcanisé ;

5° Que madame Morey, veuve de M. Charles Morey, m'a déclaré qu'elle avait été souvent présente lorsque j'eus occasion d'entretenir son mari de mes inventions et applications concernant le caoutchouc, et qu'elle connaissait les faits que j'ai rapportés.

THOMAS W. EVANS.

Signé et prêté serment en ma présence, le vingt-troisième jour de janvier mil huit cent soixante-sept.

Pour certifier conforme, j'ai signé de ma main et apposé le sceau consulaire, le jour et l'année marqués ci-dessus.

Signé : JOHN G. NICOLAY,
Consul des États-Unis.

CONSULAT DES ÉTATS-UNIS

PARIS, Empire de France.

Le vingt-six janvier mil huit cent soixante-sept, devant moi John G. Nicolay, consul des États-Unis d'Amérique à Paris, dans l'Empire de France, s'est présentée madame Chadbourne Morey, laquelle, après avoir prêté serment, a déclaré et déposé comme suit :

Moi, Anna Chadbourne Morey, veuve de Charles Morey,

déclare que j'ai souvent été témoin, lorsque le docteur Thomas W. Evans entretenait mon mari de la découverte qu'il avait faite (lui, le docteur Evans) du caoutchouc vulcanisé, et de la manière dont il employait cette substance dans la construction des pièces artificielles, et je déclare aussi que je connais la plupart des faits établissant que le docteur Thomas W. Evans a employé le caoutchouc durci dans la chirurgie dentaire avant l'année mil huit cent cinquante-quatre (1854).

ANNA CHADBOURNE MOREY.

Signé et prêté serment en ma présence, le vingt-sixième jour de janvier mil huit cent soixante-sept.

Pour certifier conforme, j'ai signé de ma main et apposé le sceau consulaire, le jour et l'année marqués ci-dessus.

Signé : JOHN G. NICOLAY,
Consul des États-Unis.

PARIS. — IMP. SIMON RAÇON ET COMP., RUE D'ERFURTH, 1.